AF758983

La Ciencia de la Neuroplasticidad

Neuroplasticidad Y Recuperación: Cómo Tu Cerebro Se Repara Después De Un Trauma O Un Accidente Cerebrovascular

Por Joe Correa

Publicado por Live Stronger Faster

Primera edición

Tabla de contenido

Introducción

La ciencia de la neuroplasticidad

El cerebro humano ha sido descrito muchas veces como la estructura más compleja del universo. Durante décadas, los científicos creyeron que una vez que las células cerebrales se dañaban o se destruían, la recuperación era imposible. A muchas personas se les decía que los accidentes cerebrovasculares, las lesiones cerebrales traumáticas o los trastornos neurológicos dejaban pérdidas permanentes. Sin embargo, la neurociencia moderna ha revelado algo extraordinario: el cerebro no es una estructura fija, sino adaptable. Esta capacidad, conocida como neuroplasticidad, permite que el cerebro se reorganice, forme nuevas conexiones e incluso asigne funciones a áreas que originalmente no eran responsables de ellas. Lo que antes parecía un deterioro permanente ahora se considera un punto de partida para el crecimiento y la reparación. La neuroplasticidad no es solo un concepto científico, también es un mensaje de esperanza.

Cada año, millones de personas en todo el mundo sufren accidentes cerebrovasculares, lesiones cerebrales o traumas que cambian sus vidas de manera profunda. Las familias luchan por adaptarse y los sobrevivientes a menudo enfrentan el enorme desafío de volver a aprender las habilidades más básicas: hablar, caminar, recordar o incluso sonreír. El proceso puede sentirse solitario y abrumador. Esta serie fue creada para servir como una guía integral para sobrevivientes, cuidadores y cualquier persona interesada en comprender el poder de sanación del cerebro. Reúne la ciencia más reciente, estrategias comprobadas de recuperación y historias de la vida real en un solo recurso estructurado. Ya sea que estés comenzando tu recuperación, apoyando a un ser querido o simplemente tengas curiosidad por la resiliencia del cerebro, este conjunto te brinda tanto conocimiento como herramientas prácticas.

Lo que significa la neuroplasticidad para la recuperación

Para comprender la importancia de la neuroplasticidad, imagina un sistema de carreteras donde un puente ha colapsado. Durante un tiempo, el tráfico puede detenerse, pero gradualmente se construyen desvíos, se descubren nuevas rutas y el movimiento se reanuda. El cerebro funciona de manera muy similar. Cuando una zona resulta lesionada, las regiones cercanas pueden asumir las funciones perdidas. Las neuronas crean nuevas conexiones y, con repetición y esfuerzo, estas conexiones se fortalecen. Por esta razón, una persona que ha sufrido un accidente cerebrovascular puede volver a aprender a caminar o hablar, incluso años después de la lesión. La neuroplasticidad demuestra que la sanación no consiste en volver a lo que se perdió, sino en crear nuevos caminos para lo que es posible.

Un camino de esperanza y renovación

La recuperación después de un trauma o un accidente cerebrovascular nunca es fácil. Exige paciencia, esfuerzo y resiliencia. Sin embargo, el hecho de que el cerebro pueda adaptarse le da a cada sobreviviente una razón para seguir adelante. El camino puede ser lento, pero cada pequeña mejora —una palabra pronunciada, una mano levantada, un recuerdo recuperado— es prueba de que la sanación está ocurriendo. Este conjunto es una invitación a creer en la capacidad de tu cerebro para recuperarse y a asumir un papel activo en guiar ese proceso. El objetivo no es simplemente sobrevivir, sino renovarse: la oportunidad de vivir plenamente otra vez, quizá con una apreciación más profunda por la fortaleza del espíritu humano y la extraordinaria capacidad de adaptación del cerebro.

Capítulo 1: Comprender los fundamentos de la neuroplasticidad

La neuroplasticidad es la extraordinaria capacidad del cerebro para cambiar, adaptarse y reorganizarse a lo largo de la vida. Durante muchos años, los científicos creyeron que el cerebro quedaba fijo después de la infancia, con poca capacidad de crecimiento o recuperación. Esa creencia ha sido superada. La neurociencia moderna ha demostrado que el cerebro permanece flexible, capaz de construir nuevas conexiones y modificar las existentes en respuesta a la experiencia, el aprendizaje y las lesiones. Este descubrimiento ha transformado la forma en que abordamos el trauma, la recuperación después de un accidente cerebrovascular y el aprendizaje a lo largo de la vida.

La manera en que funciona la neuroplasticidad puede compararse con la construcción y el mantenimiento de una red de carreteras. Las neuronas, que son las células de comunicación del cerebro, forman conexiones a través de vías que actúan como autopistas para la información. Cuando practicas una habilidad o repites un patrón de pensamiento, es como si más tráfico circulara por esas carreteras, haciéndolas más fuertes y eficientes. Cuando las conexiones se usan raramente, se debilitan, como senderos abandonados que se cubren de maleza. Este principio explica por qué la repetición y la práctica están en el centro del aprendizaje y la recuperación, y por qué el cambio es posible a cualquier edad.

Existen diferentes formas de neuroplasticidad, cada una con un papel en la adaptación y la sanación. La plasticidad estructural se refiere a la capacidad del cerebro para cambiar físicamente su cableado mediante el crecimiento de nuevas sinapsis y la reorganización de regiones. La plasticidad funcional, por otro lado, describe cómo el cerebro traslada la actividad de una región dañada a otra región sana. La plasticidad sináptica implica el fortalecimiento o debilitamiento de las señales entre neuronas, lo que hace posible el aprendizaje y la memoria. La plasticidad compensatoria permite que el cerebro desarrolle estrategias alternativas para realizar la misma tarea cuando las vías tradicionales están dañadas. Juntas, estas formas crean la base para la recuperación y el crecimiento.

La importancia de la repetición en la formación del cerebro no puede subestimarse. Cada vez que repites una acción o practicas una habilidad, fortaleces las vías asociadas con ella. Por esta razón, la rehabilitación después de un accidente cerebrovascular o un trauma implica tareas constantes y repetitivas. Una persona que vuelve a aprender a hablar puede repetir palabras individuales cientos de veces; una persona que intenta recuperar la movilidad puede practicar pequeños pasos todos los días. Así como levantar pesas fortalece los músculos, la repetición fortalece los circuitos neuronales. Sin ella, la recuperación se vuelve más lenta, pero con persistencia, las mejoras se acumulan con el tiempo.

El entorno que rodea a una persona influye enormemente en la neuroplasticidad. Un ambiente estimulante, de apoyo y enriquecido anima al cerebro a adaptarse. Las interacciones sociales, las tareas de resolución de problemas, la música, el arte y los nuevos desafíos activan y fortalecen las conexiones neuronales. Por el contrario, los entornos que carecen de estimulación pueden limitar el progreso. Los cuidadores y los familiares deben reconocer que su aliento, paciencia y participación activa no son solo apoyo emocional, sino herramientas biológicas que ayudan a moldear la recuperación del cerebro.

Para las personas que se recuperan de un trauma o un accidente cerebrovascular, la neuroplasticidad ofrece esperanza donde antes había desesperación. Demuestra que la sanación no termina con la supervivencia. El cerebro es dinámico y siempre responde a los estímulos y al esfuerzo. Los ejercicios de rehabilitación, las sesiones de terapia y la práctica diaria no son solo rutinas, son oportunidades para reorganizar el cerebro. Incluso años después de una lesión, el progreso sigue siendo posible porque la capacidad de cambio nunca desaparece por completo. Comprender la neuroplasticidad nos recuerda que el cerebro no es estático, sino un sistema vivo y adaptable, capaz de crear nuevos comienzos.

La historia del despertar de Daniel

Cuando Daniel despertó por primera vez después de su accidente cerebrovascular, el mundo se sentía extraño. Su mano derecha se negaba a moverse y las palabras que antes fluían con facilidad se enredaban en su garganta. Había sido un abogado seguro de sí mismo, un hombre cuya vida giraba en torno a la precisión y al lenguaje, y ahora incluso formar una frase parecía imposible. Temía que nunca volvería a ser la persona que había sido. Los médicos le explicaron que una parte de su cerebro había sido dañada, pero también le presentaron un concepto que nunca había escuchado antes: la neuroplasticidad. Su cerebro, le dijeron, todavía tenía el poder de cambiar.

Al principio, la idea le parecía difícil de creer. Daniel no podía imaginar cómo un cerebro dañado podría repararse a sí mismo. Pero su terapeuta le aseguró que el cerebro no estaba roto sin posibilidad de reparación, sino que era adaptable. Cada intento de moverse, hablar o recordar, por pequeño que fuera, enviaba una señal al cerebro para construir nuevas conexiones. El terapeuta lo comparó con abrir un sendero en un bosque: cuantas más veces caminas por el camino, más claro se vuelve. Daniel comprendió que su recuperación no dependería de milagros, sino de repetición y perseverancia.

Los primeros días estuvieron llenos de frustración. Intentaba decir palabras simples, pero salían arrastradas. Intentaba sostener una taza, pero se le escapaba de la mano. Sin embargo, su terapeuta lo animaba a seguir adelante, recordándole que incluso los intentos fallidos estaban entrenando su cerebro. Cada esfuerzo era una señal. Poco a poco, el progreso comenzó a aparecer. Una mañana logró abotonarse la camisa sin ayuda. Otro día logró decir una frase completa sin tropezar con las palabras. Estas victorias parecían pequeñas para los demás, pero para Daniel eran hitos, pruebas de que su cerebro estaba cambiando.

Su familia desempeñó un papel esencial en su progreso. Su esposa llenó su hogar con recordatorios de la vida que amaba: fotos de sus viajes, música con la que alguna vez bailaron, libros que despertaban conversaciones. Sus hijos lo animaban a practicar pidiéndole que leyera en voz alta, incluso si las palabras salían lentamente. Estos momentos llenaron su entorno de estímulos, brindando a su cerebro innumerables oportunidades para adaptarse. Daniel comprendió que la recuperación no se trataba solo de las sesiones de terapia, sino de cada interacción, cada desafío y cada intento de conectarse con el mundo.

Pasaron los meses y las mejoras de Daniel se volvieron más visibles. Recuperó suficiente movimiento para escribir notas cortas y su habla se volvió más clara. Descubrió que la neuroplasticidad no era solo una teoría, estaba ocurriendo dentro de él todos los días. Su cerebro se estaba reorganizando, redirigiendo funciones hacia regiones más saludables y fortaleciendo nuevas vías con cada repetición. Ya no medía su progreso por lo que había perdido, sino por lo que estaba recuperando.

Al mirar hacia atrás, Daniel entendió que su accidente cerebrovascular lo había obligado a ver el cerebro desde una nueva perspectiva. No era frágil, sino resiliente; no era fijo, sino adaptable. Comprendió que su identidad no se había perdido, sino que estaba siendo transformada junto con su cerebro. La recuperación se había convertido en algo más que supervivencia: era un camino de renovación. Cuando hablaba con otros sobrevivientes, compartía su historia y les recordaba que la neuroplasticidad no era solo ciencia. Era esperanza, entretejida en las fibras mismas de sus mentes.

Capítulo 2: La ciencia de las neuronas y las sinapsis

El cerebro está construido sobre una base de células especializadas llamadas neuronas, que son responsables de transmitir información a través del sistema nervioso. Cada neurona está estructurada con un cuerpo celular que contiene el núcleo, dendritas ramificadas que reciben señales entrantes y un largo axón que envía señales hacia afuera. Juntas forman complejas redes de comunicación que gobiernan todo, desde el movimiento y el habla hasta la memoria y la imaginación. Sin las neuronas, la capacidad del cerebro para adaptarse mediante la neuroplasticidad no existiría, porque son sus conexiones las que cambian y crecen en respuesta a la experiencia.

La comunicación entre neuronas ocurre en puntos de unión llamados sinapsis. Una sinapsis es un pequeño espacio donde una señal eléctrica que viaja por el axón de una neurona desencadena la liberación de sustancias químicas llamadas neurotransmisores. Estas moléculas cruzan el espacio y se adhieren a receptores en las dendritas de la siguiente neurona, generando un nuevo impulso eléctrico. Esta reacción en cadena se repite constantemente y constituye la base del pensamiento y la acción. La fuerza de estas sinapsis no es fija;

pueden volverse más eficientes con el uso o debilitarse cuando no se utilizan. Esta capacidad de fortalecerse o debilitarse con el tiempo se conoce como plasticidad sináptica y está en el corazón del aprendizaje y la recuperación.

Diferentes neurotransmisores realizan diferentes funciones, y cada uno desempeña un papel en la neuroplasticidad. La dopamina refuerza el aprendizaje y la motivación al recompensar al cerebro por acciones exitosas. La serotonina regula el estado de ánimo y estabiliza las emociones, haciendo que la recuperación sea menos abrumadora. El glutamato es el neurotransmisor más importante para el aprendizaje y la memoria, mientras que el GABA ayuda a calmar señales neuronales demasiado activas. La acetilcolina agudiza la atención y apoya la memoria. Cuando estos químicos fluyen en equilibrio, el cerebro está preparado para la sanación y el crecimiento. Cuando se desequilibran, pueden surgir desafíos como depresión, fatiga o una recuperación más lenta.

Uno de los procesos más poderosos en el cerebro es la potenciación a largo plazo, o LTP. Esto ocurre cuando una sinapsis se estimula repetidamente, haciendo que la comunicación entre neuronas sea más rápida y confiable. Imagina practicar una palabra una y otra vez durante la terapia del habla. Cada repetición fortalece la vía neuronal y, eventualmente, recordar la palabra se vuelve casi automático.

La LTP se considera la base celular de la memoria y el aprendizaje. Demuestra por qué la constancia es tan crucial en la rehabilitación y por qué el progreso se construye con el tiempo mediante un esfuerzo continuo.

La neuroplasticidad también depende de la poda neuronal, el proceso mediante el cual el cerebro elimina conexiones que ya no son útiles. Así como un jardinero recorta ramas para que un árbol crezca más fuerte, el cerebro refina sus redes para funcionar con mayor eficiencia. Esto significa que la repetición no solo fortalece las vías importantes, sino que también permite que el cerebro descarte aquellas débiles o innecesarias. En la recuperación, este proceso puede tener dos caras: la práctica constante conduce a una recuperación más fuerte, mientras que la falta de uso puede hacer que ciertas habilidades retrocedan.

Comprender las neuronas y las sinapsis ofrece más que conocimiento científico; proporciona a los sobrevivientes de un trauma o un accidente cerebrovascular una comprensión práctica de por qué la recuperación requiere esfuerzo y perseverancia. Cada ejercicio de terapia, cada intento repetido de movimiento y cada palabra practicada no se pierde. Cada uno envía una señal a las neuronas para activarse, liberar neurotransmisores y reforzar las sinapsis. Este proceso demuestra que la sanación no depende del azar, sino de la biología. Al participar en la práctica diaria, los pacientes toman control de su recuperación, guiando a sus neuronas para construir las conexiones que necesitan para una vida más plena.

La conmoción cerebral de Emily

Cuando Emily despertó en el hospital después de una fuerte conmoción cerebral, sentía su mente nublada y desconectada. Le costaba concentrarse en las conversaciones y a menudo olvidaba lo que alguien había dicho apenas unos minutos antes. Los médicos le explicaron que sus neuronas habían sido sacudidas por la lesión, pero también le dijeron que su cerebro no estaba permanentemente dañado. Le explicaron que las neuronas y las sinapsis podían adaptarse y reconstruirse, y que su tarea sería darles las señales correctas mediante práctica y paciencia.

En sus primeras sesiones de terapia, Emily trabajó con ejercicios simples de memoria. Observaba una serie de imágenes y luego intentaba recordarlas. Al principio era desalentador; apenas podía recordar dos o tres. Su terapeuta le recordó que cada intento era como ejercitar un músculo. Las neuronas necesitaban repetición para fortalecer sus conexiones. Aunque dudaba de sí misma, Emily decidió seguir intentándolo, aferrándose a la idea de que su cerebro era capaz de más de lo que parecía en ese momento.

Con el tiempo comenzó a notar pequeñas mejoras. Podía recordar listas más largas y mantener conversaciones sin perder el hilo. Lo que no sabía era que la potenciación a largo plazo estaba actuando. Cada vez que practicaba, sus neuronas se activaban en los mismos patrones, liberando neurotransmisores que hacían esas vías más eficientes. Su cerebro literalmente se estaba reorganizando y la niebla mental comenzó a desaparecer lentamente.

Su terapeuta introdujo señales emocionales en los ejercicios, como pedirle que recordara palabras relacionadas con recuerdos felices. Cuando Emily veía una foto de su perro de la infancia, no solo recordaba la palabra "perro", sino también el olor de la playa donde solía jugar a lanzar la pelota. Estos estímulos emocionales liberaban dopamina y serotonina, fortaleciendo aún más sus sinapsis. Descubrió que la recuperación no se trataba solo de práctica, sino también de encontrar significado en lo que practicaba.

Meses después, Emily alcanzó un gran avance. Se sentó con su mejor amiga y relató los detalles de una historia que ambas habían vivido años atrás. Los ojos de su amiga se llenaron de lágrimas al escucharla, sabiendo lo lejos que había llegado desde aquellos primeros días en los que apenas podía recordar una sola frase. Emily comprendió entonces que cada ejercicio frustrante, cada intento repetido, había estado construyendo nuevos caminos en su cerebro. El esfuerzo había valido la pena.

Al mirar atrás en su proceso, Emily entendió que las neuronas y las sinapsis no eran solo términos científicos, sino la base de su recuperación. Había experimentado de primera mano cómo se adaptan, crecen y se fortalecen cuando reciben las señales adecuadas. Su historia se convirtió en una fuente de ánimo para otras personas que enfrentaban desafíos similares. A menudo les decía: “Tu cerebro siempre está escuchando. Cada intento que haces es un mensaje para tus neuronas para que sigan construyendo. No dejes de enviar esas señales.”

Capítulo 3: Plasticidad estructural vs. plasticidad funcional

La neuroplasticidad se manifiesta de más de una manera. Las dos formas más estudiadas son la plasticidad estructural y la plasticidad funcional. La plasticidad estructural se refiere a la capacidad del cerebro para cambiar físicamente su cableado. Esto incluye el crecimiento de nuevas dendritas, la formación de nuevas sinapsis e incluso la reorganización de la materia gris en respuesta a la experiencia o a una lesión. La plasticidad funcional, en cambio, es la capacidad del cerebro para trasladar tareas desde áreas dañadas hacia regiones más saludables. Ambos procesos trabajan juntos para hacer posible la recuperación después de un trauma o un accidente cerebrovascular.

La plasticidad estructural puede entenderse como una construcción a nivel celular. Cuando practicas una nueva habilidad o repites un ejercicio terapéutico, el cerebro comienza a construir nuevas conexiones para apoyar esa actividad. Con el tiempo, estas nuevas vías se vuelven más fuertes y eficientes, permitiendo que la habilidad se realice con menos esfuerzo. Las imágenes cerebrales de personas que aprenden a tocar un instrumento, por ejemplo, muestran aumentos medibles en la densidad de materia gris en regiones asociadas con el control motor y el procesamiento auditivo. Esta remodelación física demuestra que la experiencia deja una huella visible en el cerebro.

La plasticidad funcional es diferente. En lugar de construir nuevas estructuras, reasigna funciones cuando ciertas regiones ya no pueden realizarlas. Si una lesión daña el hemisferio izquierdo donde normalmente se procesa el lenguaje, el hemisferio derecho puede asumir parte de esa función. Esta reasignación puede no restaurar las habilidades exactamente como eran antes, pero proporciona un camino para recuperar la independencia. La plasticidad funcional es especialmente importante en las primeras etapas de la recuperación, cuando el cerebro está buscando rutas alternativas para evitar las áreas dañadas.

Las técnicas modernas de imagen, como la resonancia magnética funcional, han permitido comprender mejor estos procesos. Los investigadores ahora pueden observar cómo la actividad cerebral cambia después de una lesión, a menudo desplazándose hacia regiones que antes no eran responsables de ciertas tareas. En sobrevivientes de accidentes cerebrovasculares, por ejemplo, se ha observado una mayor actividad en el hemisferio no dañado mientras reaprenden a hablar o moverse. Estas imágenes ofrecen evidencia de que el cerebro no es fijo, sino dinámico, siempre buscando soluciones.

Las estrategias de rehabilitación suelen enfocarse tanto en la plasticidad estructural como en la funcional. La repetición de movimientos o palabras anima al cerebro a fortalecer físicamente las vías neuronales, mientras que los ejercicios de resolución de problemas y adaptación desafían al cerebro a reasignar tareas a otras regiones. Por esta razón, las terapias están diseñadas para ser tanto repetitivas como variadas. Proporcionan la estimulación necesaria para construir nuevas estructuras mientras animan al cerebro a experimentar con diferentes soluciones.

Comprender la diferencia entre la plasticidad estructural y la funcional es fundamental para establecer expectativas realistas durante la recuperación. Los cambios estructurales toman tiempo porque implican crecimiento físico y reorganización, mientras que los cambios funcionales pueden ocurrir más rápidamente pero no siempre restauran las habilidades a su estado original. Sin embargo, ambos son esenciales. Juntos explican por qué el progreso suele ser irregular, con avances repentinos seguidos de periodos más lentos. Reconocer este equilibrio permite que los pacientes y cuidadores comprendan que cada esfuerzo contribuye a la extraordinaria capacidad del cerebro para adaptarse.

Accidente cerebrovascular a los 62 años

Cuando Samuel sufrió un accidente cerebrovascular a los sesenta y dos años, temió que su carrera como pintor había terminado. Su mano derecha temblaba de forma incontrolable y el pincel que antes sentía como una extensión de su cuerpo ahora se deslizaba inútilmente de su mano. Sus médicos le explicaron que el accidente había dañado regiones de su cerebro que controlaban las habilidades motoras finas. Pero su terapeuta le recordó que su cerebro aún tenía la capacidad de adaptarse, no solo creando nuevas vías, sino también trasladando funciones a áreas más saludables.

Al principio, Samuel intentó practicar con su mano lesionada, moviéndola torpemente sobre el papel. Las líneas eran inestables y la frustración amenazaba con dominarlo. Sin embargo, cada pequeño esfuerzo estaba estimulando la plasticidad estructural. Aunque no podía verlo, su cerebro comenzaba a formar nuevas conexiones, creando pequeñas redes que con el tiempo apoyarían un mejor control. Su terapeuta lo animó a seguir repitiendo los movimientos, recordándole que cada intento estaba sentando las bases de su recuperación.

Mientras tanto, Samuel descubrió algo inesperado. Cuando tomó un pincel con la mano izquierda, pudo crear bocetos simples. No eran tan precisos como su trabajo anterior, pero tenían un estilo único. Su terapeuta explicó que esto era plasticidad funcional en acción. Su cerebro estaba reasignando el control artístico a su mano no dominante, permitiéndole continuar expresándose mientras su mano derecha sanaba. No era un reemplazo, pero sí un puente que le daba esperanza.

Las semanas se convirtieron en meses y los escáneres de Samuel mostraron una mayor actividad en áreas de su cerebro que no habían estado involucradas en la pintura antes del accidente cerebrovascular. Su familia se sorprendió cuando produjo su primera pintura completa, una obra abstracta vibrante creada con ambas manos. El trabajo era diferente de su estilo anterior, más audaz y menos detallado, pero tenía una profundidad que reflejaba su recorrido. Su cerebro estaba aprendiendo a combinar tanto el crecimiento estructural como la reasignación funcional para recuperar su arte.

Este avance renovó la determinación de Samuel. Cada día practicaba durante horas, repitiendo trazos básicos con su mano derecha mientras experimentaba con nuevas técnicas con la izquierda. Poco a poco, su control mejoró. Su terapeuta le explicó que la plasticidad estructural estaba fortaleciendo las conexiones en su mano derecha, mientras que la plasticidad funcional continuaba proporcionando apoyo desde otras regiones. La combinación le estaba dando más independencia de la que jamás había imaginado.

Años después, Samuel comenzó a enseñar clases de arte para otros sobrevivientes de accidentes cerebrovasculares. Utilizaba su historia como prueba de que la recuperación no se trata de volver a ser quien eras antes, sino de descubrir nuevas posibilidades. Les decía a sus estudiantes que el cerebro es tanto constructor como adaptador, capaz de crear nuevas estructuras y reorganizar las antiguas. “Tu arte puede verse diferente”, les decía, “pero eso no significa que sea menos valioso. Significa que tu cerebro sigue creando contigo”. Su historia se convirtió en un ejemplo vivo de la plasticidad estructural y funcional en acción, inspirando a otros a creer en su propia recuperación.

Capítulo 4: El papel de la repetición y la práctica

La repetición es una de las fuerzas más poderosas que impulsan la neuroplasticidad. Cada vez que repites una acción, ya sea levantar una mano, decir una palabra o practicar un movimiento, estás enviando señales a través de vías neuronales específicas. Estas señales actúan como pasos sobre un sendero. Cuantas más veces recorres el sendero, más claro se vuelve, hasta que eventualmente se transforma en un camino bien definido. En el cerebro, esto significa que la vía se vuelve más rápida, más fuerte y más eficiente. Sin repetición, las conexiones neuronales permanecen débiles, pero con la práctica adquieren fuerza y estabilidad.

El principio detrás de la repetición suele resumirse con la frase "las neuronas que se activan juntas, se conectan juntas". Cuando las neuronas se activan al mismo tiempo, sus conexiones se vuelven más sincronizadas. Con el tiempo, estas activaciones repetidas hacen que sea más fácil para el cerebro recordar una acción o un recuerdo. Esto explica por qué las habilidades que se practican con frecuencia se vuelven automáticas, como atarse los cordones de los zapatos o montar en bicicleta. Para las personas en recuperación, también explica por qué la práctica constante es esencial para recuperar habilidades perdidas.

La repetición debe ser deliberada para tener el mayor efecto. La actividad pasiva, como escuchar sin participar activamente, no construye conexiones de la misma manera. La práctica deliberada requiere atención enfocada, esfuerzo y retroalimentación. Una persona que practica la recuperación del habla, por ejemplo, se beneficia más repitiendo palabras mientras se concentra en la pronunciación que simplemente conversando de forma casual. De esta manera, la calidad es tan importante como la cantidad cuando se trata de reorganizar el cerebro.

Los efectos de la repetición se extienden más allá del movimiento y el habla. La memoria, la toma de decisiones y la regulación emocional también se fortalecen mediante la práctica repetida. Ejercicios como recordar los eventos del día, practicar la gratitud o participar en ejercicios de atención plena refuerzan los circuitos que apoyan la salud mental y la resiliencia. Esto demuestra que la repetición no se limita a la recuperación física, sino que también es importante para la sanación cognitiva y emocional.

La repetición también desempeña un papel en la poda neuronal. Cuando las vías útiles se repiten, se vuelven más fuertes, mientras que las vías que se ignoran se debilitan gradualmente y desaparecen. Este proceso dual ayuda al cerebro a volverse más eficiente, enfocando su energía en las habilidades que se refuerzan mientras deja de lado las que ya no son relevantes. En la rehabilitación, esto significa que el esfuerzo constante no solo fortalece la recuperación, sino que también evita retrocesos al mantener activas las vías importantes.

Quizás el aspecto más inspirador de la repetición es que el progreso se acumula con el tiempo. Los primeros intentos pueden sentirse frustrantes e improductivos, pero cada esfuerzo contribuye a construir la base para el éxito futuro. Las mejoras pueden parecer invisibles al principio, pero se acumulan hasta que ocurren avances significativos. Esta verdad recuerda a los pacientes y cuidadores que la perseverancia es más importante que la perfección. Cada pequeña repetición es una inversión en la capacidad del cerebro para cambiar, creando posibilidades que van mucho más allá de lo que parece posible en el momento.

La terapia del habla de Olivia

Cuando Olivia comenzó la terapia del habla después de su accidente cerebrovascular, solo podía emitir algunos sonidos. Las palabras parecían atrapadas en su mente, inalcanzables por mucho que lo intentara. Su terapeuta le entregó una tarjeta con la palabra “sol” escrita y le pidió que la repitiera. El primer intento salió confuso. Lo intentó de nuevo, con la voz tensa e irregular. Para el décimo intento ya quería rendirse, pero su terapeuta le recordó que cada intento ayudaba a su cerebro a reaprender el camino entre el pensamiento y el habla.

Los primeros días fueron desalentadores. El progreso era tan lento que Olivia a menudo dudaba de que alguna vez recuperaría su voz. Pero siguió regresando a los mismos ejercicios: repetir palabras, formar oraciones y practicar sonidos frente a un espejo. Día tras día recorría el mismo sendero mental, sin darse cuenta de que sus neuronas se estaban conectando con mayor fuerza con cada repetición.

Una tarde, varias semanas después de comenzar la terapia, Olivia se sorprendió a sí misma. Leyó una lista de palabras y se dio cuenta de que salían más claras que antes. La mejora no era dramática, pero era innegable. Su terapeuta le explicó que la repetición había fortalecido las conexiones entre las neuronas involucradas en el habla. Olivia había estado sembrando semillas todos los días y ahora comenzaban a crecer.

Animada por este progreso, comenzó a practicar fuera de la terapia. Colocó etiquetas en los objetos de su cocina y decía sus nombres en voz alta cada vez que los veía. Leía cuentos cortos a su nieta, luchando con las frases pero negándose a detenerse. Cada intento era como un ejercicio para su cerebro y, poco a poco, la niebla comenzó a disiparse. Su familia notó la diferencia y celebraba cada avance con ella, por pequeño que fuera.

Meses después, Olivia dio un brindis en la fiesta de cumpleaños de su hija. Su voz no era tan fluida como antes, pero habló en oraciones completas, lo suficientemente claras para que todos la entendieran. Sus ojos se llenaron de lágrimas al levantar su copa. La repetición que antes parecía una lucha interminable había construido la base para ese momento. Comprendió que cada intento, cada palabra practicada en soledad, había estado allanando el camino hacia su recuperación.

Al mirar hacia atrás, Olivia comprendió que la repetición le había dado más que su habla; le había dado paciencia, disciplina y esperanza. Su experiencia le enseñó que el progreso no consiste en grandes saltos repentinos, sino en pequeños pasos repetidos una y otra vez. Comenzó a apoyar a otras personas en recuperación, diciéndoles que incluso cuando la práctica parece tediosa, está moldeando el cerebro de maneras que no siempre se pueden ver en el momento. "Sigue intentándolo", decía. "Cada esfuerzo cuenta, incluso los que parecen fracasos. Tu cerebro siempre está escuchando."

Capítulo 5: El cerebro emocional y la neuroplasticidad

Las emociones desempeñan un papel mucho más importante en la neuroplasticidad de lo que la mayoría de las personas imagina. Mientras que la repetición y la práctica forman la estructura del aprendizaje y la recuperación, las emociones proporcionan la energía que impulsa esos procesos. El cerebro no es una máquina que funcione de forma aislada; responde intensamente a sentimientos de alegría, miedo, frustración, motivación y amor. Estas emociones activan neurotransmisores y hormonas que influyen en qué tan fuertemente se forman o desaparecen las vías neuronales. Las emociones positivas pueden acelerar el aprendizaje y la recuperación, mientras que el estrés crónico y la negatividad pueden ralentizar o incluso bloquear el progreso.

El sistema límbico, que incluye la amígdala, el hipocampo y partes de la corteza prefrontal, gobierna el procesamiento emocional. La amígdala es responsable de detectar amenazas y generar respuestas de miedo, mientras que el hipocampo ayuda a convertir las experiencias en recuerdos. Cuando nos sentimos emocionalmente conectados con algo —ya sea a través del entusiasmo, la curiosidad o la empatía— el hipocampo se vuelve más activo, almacenando esas experiencias con mayor profundidad. Por esta razón, los recuerdos cargados de emoción suelen permanecer con nosotros por más tiempo y por qué la participación emocional es tan poderosa durante la terapia.

El estrés, sin embargo, puede alterar la neuroplasticidad. Cuando el cerebro percibe peligro, libera cortisol, una hormona del estrés que prepara al cuerpo para la supervivencia. Breves momentos de estrés pueden aumentar la concentración, pero el estrés crónico tiene el efecto contrario. Altos niveles de cortisol reducen la capacidad del cerebro para formar nuevas conexiones e incluso pueden dañar neuronas en el hipocampo. Para quienes están en recuperación, esto significa que el miedo, la frustración y la ansiedad pueden interferir con la sanación. Aprender a manejar el estrés emocional es, por lo tanto, tan esencial para la neuroplasticidad como el ejercicio físico o cognitivo.

Las emociones positivas tienen el efecto contrario, promoviendo el crecimiento y la reparación. La dopamina, la serotonina y la oxitocina —a menudo llamadas neurotransmisores del bienestar— aumentan la motivación, el optimismo y la conexión social. Cuando las sesiones de terapia se acompañan de estímulo, humor o significado personal, el cerebro se vuelve más receptivo al cambio. Por ejemplo, un sobreviviente de un accidente cerebrovascular que practica ejercicios de habla mientras conversa con un ser querido experimenta tanto repetición como estimulación emocional, lo que amplifica los resultados. La participación emocional le da al cerebro una razón para interesarse por la actividad, aumentando la probabilidad de recordar y mejorar.

Esta influencia emocional también explica por qué las relaciones y el apoyo social son tan importantes durante la recuperación. La conexión humana proporciona un flujo constante de refuerzo positivo que ayuda a mantener la motivación cuando el progreso parece lento. El aislamiento, por el contrario, puede disminuir la capacidad de respuesta del cerebro y provocar sentimientos de desesperanza que afectan la recuperación. La presencia de empatía, ánimo y cuidado genuino a menudo puede reactivar el crecimiento neuronal incluso después de largos periodos de estancamiento. La sanación, por lo tanto, no es solo un proceso físico o cognitivo, sino profundamente emocional.

Comprender la relación entre emoción y neuroplasticidad cambia la manera en que abordamos la recuperación. Nos recuerda que sanar requiere más que disciplina: requiere compasión, alegría y paciencia. Los estados emocionales influyen en la biología al afectar la forma en que el cerebro se reorganiza. Cada sonrisa, cada momento de gratitud y cada pequeño logro liberan sustancias químicas que fortalecen nuevas conexiones. Al cultivar emociones positivas y manejar el estrés, creamos el entorno ideal para que el cerebro crezca, se adapte y prospere.

La rehabilitación de Marcus

Cuando Marcus comenzó su rehabilitación después de un accidente de motocicleta, estaba lleno de frustración. Antes había sido un hombre seguro y atlético, y ahora le costaba levantar una cuchara o atarse los zapatos. Cada sesión con su terapeuta parecía recordarle lo que había perdido. Su enojo era constante y su progreso parecía dolorosamente lento. Un día, su terapeuta detuvo el ejercicio y le dijo suavemente: "Marcus, tu cuerpo sigue a tu cerebro, y tu cerebro sigue a tus emociones. Empecemos a trabajar primero en ellas."

Al principio no entendía lo que quería decir. Pensaba que la terapia se trataba de movimiento, no de sentimientos. Pero con el tiempo comenzó a darse cuenta de cómo su enojo y su desesperación agotaban su motivación. La terapeuta le enseñó técnicas de atención plena para ayudarlo a calmar sus pensamientos antes de cada sesión. Practicó respiración profunda y se enfocó en agradecer pequeñas victorias, como el hecho de que podía volver a mover los dedos. Gradualmente, notó que cuando se acercaba a la terapia con una mente más tranquila, su cuerpo respondía mejor. Los ejercicios que antes parecían imposibles comenzaron a mejorar poco a poco.

Un día, durante una sesión particularmente difícil, su esposa entró en la sala con su hija recién nacida en brazos. Marcus había tenido miedo de sostenerla desde el accidente, inseguro de si tenía el control suficiente para hacerlo con seguridad. La terapeuta lo guió paso a paso y, con manos temblorosas, levantó a la bebé en sus brazos. El momento lo llenó de emoción: miedo, alegría y amor al mismo tiempo. Su esposa sonrió con lágrimas en los ojos. Esa experiencia se convirtió en un punto de inflexión. La intensidad emocional del momento pareció desbloquear algo en su cerebro, haciendo que los movimientos se volvieran más fáciles en las semanas siguientes.

Marcus comenzó a entender que las emociones no eran obstáculos, sino herramientas. Su terapeuta le explicó que cuando se sentía conectado, esperanzado y comprometido, su cerebro liberaba dopamina y serotonina, lo que mejoraba su concentración y control motor. Animado por esto, Marcus comenzó cada sesión escuchando su música favorita, utilizando el ritmo para guiar sus movimientos. Las canciones que antes sonaban de fondo en sus entrenamientos ahora se convirtieron en la banda sonora de su recuperación.

Pasaron los meses y la mejoría de Marcus se aceleró. Reía más, se conectaba más profundamente con su familia y comenzó a apoyar a otros pacientes en terapia. Notó que cuando animaba a otros, su propia motivación se fortalecía. El acto de ayudar a los demás le daba propósito, lo que a su vez alimentaba la plasticidad de su cerebro. La emoción se transformó de una fuente de dolor en una fuente de poder.

Al mirar atrás, Marcus comprendió que su recuperación había sido tanto emocional como física. Su cerebro había aprendido a sanar porque él había aprendido a tener esperanza. La ira que antes lo frenaba fue reemplazada por gratitud y alegría, y esas emociones remodelaron su cerebro desde dentro. Cuando años después habló en un evento de rehabilitación, dijo al público: “El cerebro sana mejor cuando el corazón marca el camino.” Su historia se convirtió en un ejemplo vivo de cómo las emociones impulsan la neuroplasticidad, transformando la lucha en fortaleza.

Capítulo 6: La edad y la neuroplasticidad

Durante muchos años, los científicos creyeron que la capacidad del cerebro para cambiar y adaptarse disminuía drásticamente después de la infancia. La creencia común era que una vez que el cerebro maduraba, quedaba fijo, con poco espacio para un nuevo crecimiento. La neurociencia moderna ha derribado esa idea. Hoy sabemos que la neuroplasticidad continúa a lo largo de toda la vida. Aunque puede ocurrir más rápidamente en la juventud, los adultos e incluso las personas mayores conservan la capacidad de reorganizar sus cerebros mediante el aprendizaje, la práctica y la recuperación. Este descubrimiento ha redefinido la forma en que entendemos el envejecimiento, la sanación y el aprendizaje permanente.

En los niños, la neuroplasticidad alcanza su punto máximo. El cerebro joven es como arcilla blanda: maleable y listo para adaptarse. Cada experiencia, desde aprender un idioma hasta desarrollar habilidades sociales, esculpe redes neuronales que definen el comportamiento y las capacidades futuras. Los niños se recuperan de lesiones cerebrales con mayor rapidez porque sus circuitos neuronales aún se están formando y pueden reorganizarse fácilmente alrededor de las áreas dañadas. Sin embargo, esta flexibilidad también implica menor estabilidad, razón por la cual los hábitos —tanto buenos como malos— se forman con tanta facilidad durante la infancia.

Los adultos experimentan un tipo diferente de plasticidad. Aunque el cerebro se vuelve más estable con la edad, conserva la capacidad de crecimiento dirigido. Los adultos pueden necesitar más repetición y esfuerzo enfocado para crear cambios duraderos, pero también se benefician de la estructura y el conocimiento que proporciona la experiencia. El cerebro adulto puede aprender nuevos idiomas, dominar nuevas habilidades y recuperarse de lesiones estimulando vías específicas mediante la práctica deliberada. La clave es la participación constante: mantener el cerebro desafiado con actividades significativas y variadas.

En los adultos mayores, la neuroplasticidad no desaparece, pero se vuelve más lenta. Esta desaceleración está influenciada por factores como la reducción del flujo sanguíneo, la inflamación y una menor estimulación mental. Sin embargo, los estudios muestran que las personas mayores que se mantienen mental y socialmente activas conservan una cognición más aguda y una mejor salud emocional. Actividades como leer, resolver rompecabezas, aprender a tocar instrumentos o ejercitar el cuerpo pueden mejorar la conectividad cerebral. De hecho, el movimiento físico es una de las formas más eficaces de estimular la neuroplasticidad a cualquier edad, ya que aumenta el oxígeno, la circulación y la liberación de hormonas que favorecen el crecimiento cerebral.

La salud emocional también desempeña un papel fundamental en el mantenimiento de la neuroplasticidad a medida que envejecemos. La depresión, la soledad y el estrés crónico pueden debilitar las conexiones neuronales y reducir la capacidad del cerebro para formar nuevas. Por el contrario, la conexión social, el propósito y la curiosidad estimulan al cerebro para seguir creciendo. Cuanto más participa una persona en relaciones y actividades significativas, más continúa adaptándose su cerebro. No es la edad lo que detiene la neuroplasticidad, sino la inactividad.

Comprender que la neuroplasticidad dura toda la vida permite a las personas en cualquier etapa invertir en su crecimiento mental y físico. Ya sea aprendiendo nuevas habilidades, manteniendo conexiones sociales o practicando la gratitud, el cerebro sigue siendo capaz de transformarse. El mensaje es claro: aunque no podemos detener el tiempo, sí podemos influir en la forma en que el cerebro envejece. Cada nuevo desafío, cada momento de curiosidad y cada acto de perseverancia fortalece las redes que definen quiénes somos. El cerebro que envejece no está en declive, sigue siendo una obra en progreso.

¿Deterioro cognitivo o no?

Cuando Eleanor cumplió ochenta años, comenzó a olvidar pequeñas cosas: dónde dejaba sus llaves, qué día era o si había tomado su medicina de la mañana. Su médico mencionó la posibilidad de un leve deterioro cognitivo, una frase que la asustó. Pero en lugar de rendirse ante la idea de que sus mejores años habían quedado atrás, decidió poner a prueba lo que su cerebro aún podía hacer. Se inscribió en una clase de arte en el centro comunitario local, algo que siempre había querido probar pero para lo que nunca había tenido tiempo.

Al principio, las lecciones eran difíciles. Sus manos temblaban ligeramente cuando intentaba sostener el pincel y a menudo confundía los colores. Pero siguió practicando. Cada clase desafiaba a su cerebro a coordinar movimiento, memoria y creatividad. Su instructor la animaba a enfocarse no en la perfección sino en la expresión. Con el tiempo, sus pinceladas se volvieron más seguras y sus pinturas comenzaron a tomar forma. Notó que podía recordar combinaciones de colores y técnicas con mayor facilidad cada semana. Su cerebro, se dio cuenta, estaba aprendiendo nuevamente.

Fuera de la clase, Eleanor hizo otros cambios. Se unió a un club de lectura, comenzó a dar caminatas diarias y practicó ejercicios ligeros para mejorar su equilibrio. Cuanto más interactuaba con otras personas, más alerta se sentía. Su hija comentó que sus conversaciones se habían vuelto más animadas y que parecía tener más energía. Eleanor no conocía la explicación científica, pero sentía que algo dentro de ella estaba cambiando. Su mundo se estaba expandiendo, no reduciendo.

Durante una de sus visitas al médico, su doctor se sorprendió al ver que sus pruebas de memoria habían mejorado. Le explicó que las actividades que estaba realizando —pintar, leer, hacer ejercicio y socializar— estaban estimulando la neuroplasticidad. Se estaban formando nuevas vías neuronales y se estaban fortaleciendo las antiguas. Eleanor sonrió al escuchar esto. Siempre había creído que la curiosidad mantenía joven a la mente, y ahora tenía pruebas.

Meses después, Eleanor organizó una pequeña exposición de arte con sus compañeros de clase. Amigos, familiares y vecinos acudieron a ver sus obras. Mientras estaba junto a sus pinturas, reflexionó sobre lo lejos que había llegado desde aquella primera pincelada temblorosa. Aprender a pintar no solo había mejorado su coordinación y concentración, sino que también había reavivado su confianza y su alegría. Su mente se sentía viva nuevamente.

En sus últimos años, Eleanor se convirtió en defensora del aprendizaje a lo largo de la vida en el centro para adultos mayores. A menudo decía a los recién llegados: "Tu cerebro no deja de crecer solo porque hayas envejecido. Solo necesita que le des algo hacia lo cual crecer." Su historia se convirtió en un faro de esperanza para otros que temían que envejecer significara declive. Con su determinación demostró que la edad no pone fin a la neuroplasticidad; simplemente abre un nuevo capítulo de descubrimiento.

Capítulo 7: Neuroplasticidad en el aprendizaje y el desarrollo de habilidades

El aprendizaje es una de las demostraciones más poderosas de la neuroplasticidad. Cada vez que adquirimos una nueva habilidad —ya sea tocar un instrumento, dominar un idioma o resolver un problema complejo— el cerebro cambia físicamente. Las neuronas forman nuevas conexiones, las vías existentes se fortalecen y las regiones del cerebro se reorganizan para apoyar la nueva actividad. Este proceso no solo nos vuelve más hábiles; literalmente remodela la estructura de nuestro cerebro. Cada acto de aprendizaje es un acto de reorganización personal, demostrando que el crecimiento no es solo psicológico, sino también biológico.

Cuando comenzamos a aprender algo nuevo, el cerebro es ineficiente. Las señales neuronales deben viajar por rutas desconocidas y los errores son comunes. Pero a medida que practicamos, ciertas vías se refuerzan mientras que otras se eliminan. El cerebro comienza a optimizar el rendimiento fortaleciendo los circuitos más útiles y eliminando los redundantes. Por esta razón, la repetición, la constancia y la retroalimentación son esenciales para el aprendizaje. Cuanto más se practica una habilidad, más rápida y automática se vuelve. Con el tiempo, el cerebro se reorganiza para realizar esa tarea con un mínimo esfuerzo consciente.

Diferentes tipos de aprendizaje activan diferentes partes del cerebro, pero todos dependen de los mismos principios de la neuroplasticidad. El aprendizaje motor, como bailar o escribir, fortalece el cerebelo y la corteza motora. El aprendizaje cognitivo, como estudiar matemáticas o idiomas, fortalece la corteza prefrontal y los lóbulos temporales. El aprendizaje emocional, como la empatía y la resiliencia, moldea el sistema límbico. Estos procesos trabajan juntos, haciendo que el aprendizaje sea una experiencia de todo el cerebro. Lo que repetimos con frecuencia queda grabado no solo en la memoria, sino también en la arquitectura misma del cerebro.

La retroalimentación es otro factor fundamental en la neuroplasticidad. Cuando recibimos retroalimentación —ya sea de un profesor, un entrenador o incluso de un dispositivo— el cerebro puede evaluar el desempeño y ajustar sus vías neuronales en consecuencia. La retroalimentación correctiva fortalece las conexiones correctas y debilita los errores. Por esta razón, el método de prueba y error es tan eficaz en la adquisición de habilidades: los errores hacen que el cerebro busque mejores soluciones. Con cada intento, los circuitos neuronales se refinan gradualmente hasta alcanzar la maestría.

La motivación también desempeña un papel esencial en el aprendizaje. El neurotransmisor dopamina impulsa la curiosidad y recompensa el esfuerzo, creando una sensación de satisfacción que fomenta la práctica continua. Cuando el aprendizaje está conectado con un propósito o una pasión, los niveles de dopamina aumentan, acelerando la formación de nuevas conexiones. Esto significa que los aprendices más eficaces no son necesariamente los que trabajan más duro, sino aquellos que encuentran significado en lo que hacen. El cerebro prospera cuando el aprendizaje se siente relevante, agradable y conectado con un objetivo mayor.

Comprender la relación entre el aprendizaje y la neuroplasticidad permite a cualquier persona mejorar de forma más eficiente. Elimina la ilusión de una inteligencia o talento fijos y la reemplaza con la verdad de la adaptabilidad. El cerebro es un órgano dinámico que se reorganiza en respuesta al compromiso, la concentración y la repetición. Ya sea que estés aprendiendo a tocar el piano, a hablar un nuevo idioma o a recuperarte de una lesión neurológica, el principio es el mismo: cada repetición, cada desafío y cada momento de práctica enfocada cambia el cerebro en su esencia.

El poder de un violín

Cuando Adrian decidió aprender a tocar el violín a los cuarenta y cinco años, muchos de sus amigos pensaron que sería solo un pasatiempo pasajero. No tenía formación musical, ni entrenamiento previo, y tenía poco tiempo libre entre el trabajo y la familia. Pero después de años escuchando a su hija practicar, comenzó a sentirse fascinado por lo fácilmente que ella tocaba. Se preguntó si su propio cerebro, ya en la edad adulta, todavía podría aprender algo completamente nuevo. Su primera lección fue humilde. El arco chirrió sobre las cuerdas, su ritmo era irregular y sus dedos se negaban a cooperar. Sin embargo, su profesor lo tranquilizó: "Tu cerebro simplemente aún no conoce el camino. Dale tiempo, aprenderá."

Adrian comenzó a practicar treinta minutos al día. Al principio parecía inútil. Sus dedos le dolían y su coordinación no seguía el ritmo de sus intenciones. Pero a medida que pasaban las semanas, algo empezó a cambiar. Los sonidos se volvieron menos caóticos y su ritmo más estable. Se dio cuenta de que su cerebro se estaba adaptando lentamente. Cada sesión de práctica se sentía como una pequeña batalla entre la frustración y la perseverancia, pero en el fondo sabía que estaba progresando.

Meses después, su profesor grabó una de sus sesiones de práctica y se la reprodujo. Adrian se sorprendió al escuchar cuánto había mejorado en comparación con su primer intento. Su cerebro se había estado reorganizando silenciosamente a través de la repetición, fortaleciendo conexiones entre las regiones auditivas, motoras y sensoriales. Cada error había sido una señal para ajustar, perfeccionar y mejorar. La retroalimentación al escucharse a sí mismo aceleró el proceso, ayudándolo a reconocer patrones y corregirlos.

A medida que crecía su confianza, también crecía su disfrute. Comenzó a esperar con entusiasmo cada práctica, perdiendo la noción del tiempo mientras tocaba. La música empezó a fluir con mayor naturalidad y lo que antes se sentía mecánico se volvió expresivo. Su profesor le explicó que este cambio reflejaba un nivel más profundo de neuroplasticidad. La habilidad había pasado del esfuerzo consciente a la ejecución automática. Su cerebro había creado vías especializadas que le permitían tocar sin pensar demasiado en cada movimiento.

Un día, su hija se unió a él para tocar un dúo. Mientras tocaban juntos, Adrian sintió algo profundo. Los años de diferencia entre ellos desaparecieron, reemplazados por un ritmo compartido y una conexión especial. La alegría de aprender se había transformado en la alegría de crear. Comprendió que su motivación —el deseo de conectar con su hija— había sido el combustible que impulsó la transformación de su cerebro. Cada nota reflejaba el esfuerzo, la paciencia y la emoción invertidos en su camino.

Al mirar atrás, Adrian comprendió que aprender a tocar el violín nunca había sido solo sobre música. Había sido una forma de demostrarse a sí mismo que el cerebro adulto aún es capaz de crecer. Su historia se convirtió en un recordatorio de que el aprendizaje no tiene límite de edad y que el desarrollo de habilidades siempre es posible cuando está impulsado por un propósito. A menudo les decía a sus amigos: "Tu cerebro siempre está listo para aprender; solo tienes que darle una razón." El violín se convirtió en su símbolo de perseverancia, el sonido de la neuroplasticidad en movimiento.

Capítulo 8: Neuroplasticidad y tecnología

La tecnología se ha convertido en una de las herramientas más poderosas para potenciar la neuroplasticidad. Desde las imágenes cerebrales hasta la terapia con realidad virtual, las innovaciones modernas permiten a científicos y médicos observar, estimular e incluso acelerar el proceso de reorganización del cerebro. Donde antes la recuperación y el aprendizaje dependían únicamente del esfuerzo humano, ahora la tecnología ofrece retroalimentación, precisión y motivación de maneras que antes eran imposibles. Estos avances han revolucionado la rehabilitación, la educación y la forma en que entendemos el potencial humano.

La resonancia magnética funcional (fMRI) y las tomografías por emisión de positrones (PET) han proporcionado a los investigadores una visión sin precedentes de cómo cambia el cerebro. Al medir el flujo sanguíneo y la actividad cerebral, estas herramientas muestran qué regiones del cerebro se activan durante tareas específicas. Han confirmado lo que antes era solo una teoría: el cerebro se reorganiza físicamente cuando aprende nuevas habilidades o se recupera de una lesión. Con este conocimiento, la terapia puede adaptarse a los patrones cerebrales únicos de cada persona, permitiendo intervenciones más personalizadas y efectivas.

La realidad virtual (VR) ha surgido como una herramienta particularmente prometedora en la neurorrehabilitación. Los entornos de VR sumergen a los pacientes en experiencias simuladas que estimulan múltiples sentidos al mismo tiempo. Para los sobrevivientes de un accidente cerebrovascular, esto puede significar practicar movimientos como alcanzar objetos o caminar en un espacio seguro y controlado. Para quienes se recuperan de un trauma, permite experimentar situaciones positivas que ayudan a reentrenar las respuestas emocionales. Al combinar retroalimentación visual, auditiva y táctil, la VR fortalece las conexiones neuronales más rápidamente que los métodos tradicionales porque activa los sistemas de recompensa y motivación del cerebro mientras promueve la repetición.

La inteligencia artificial también está transformando las terapias basadas en la neuroplasticidad. Los programas impulsados por IA pueden analizar el desempeño de un paciente y ajustar los niveles de dificultad en tiempo real, asegurando que los ejercicios sigan siendo desafiantes pero alcanzables. Estos sistemas crean un ciclo de retroalimentación personalizado que refleja la forma en que aprende el cerebro: mediante prueba, error y adaptación. La

IA también se utiliza para interpretar señales cerebrales en dispositivos de comunicación, ayudando a personas con parálisis a expresar pensamientos y emociones a través de interfaces neuronales. Esto no solo restaura la comunicación, sino que también reactiva redes neuronales inactivas, fomentando una mayor reorganización cerebral.

Las tecnologías portátiles y las aplicaciones móviles ahora permiten que las personas supervisen y mejoren su salud cognitiva y emocional diariamente. Bandas EEG, aplicaciones de atención plena y plataformas de entrenamiento de memoria miden la actividad cerebral y ofrecen retroalimentación que promueve la práctica constante. Incluso herramientas simples, como aplicaciones para aprender idiomas o resolver rompecabezas, utilizan la repetición y el refuerzo para estimular la neuroplasticidad. Al transformar la terapia en experiencias interactivas y similares a juegos, estas tecnologías hacen que el entrenamiento cerebral sea accesible para millones de personas fuera de los entornos clínicos.

El papel de la tecnología en la neuroplasticidad no es reemplazar los procesos naturales del cerebro, sino amplificarlos. El cerebro humano sigue siendo el motor del cambio; la tecnología simplemente proporciona herramientas para guiarlo y acelerarlo. A medida que nuestra comprensión de la neurociencia se profundiza, la combinación de determinación humana e innovación tecnológica continúa desbloqueando nuevos niveles de recuperación y rendimiento. Desde interfaces cerebro-computadora hasta sistemas de aprendizaje impulsados por inteligencia artificial, la tecnología ha demostrado que la neuroplasticidad no está limitada por la biología, sino que puede expandirse mediante la imaginación.

La historia de Leah

Cuando Leah sufrió un accidente cerebrovascular a los cincuenta años, estaba decidida a recuperar su independencia. La terapia tradicional ayudaba, pero el progreso era lento y la frustración comenzó a aparecer. Su terapeuta le sugirió probar un nuevo programa de realidad virtual diseñado para la rehabilitación de pacientes con accidentes cerebrovasculares. Leah dudó al principio, sin estar segura de cómo los videojuegos podrían ayudarla a volver a caminar, pero decidió intentarlo. La primera vez que se colocó el visor de VR, se encontró en un jardín digital lleno de luz, sonido y color. Una voz suave le indicó que intentara alcanzar orbes brillantes que flotaban en el aire.

Al principio, sus movimientos eran vacilantes y torpes. Su brazo derecho apenas respondía y se sentía incómoda y avergonzada. Pero el jardín virtual respondía de inmediato: cada intento exitoso provocaba una explosión de luz y sonido que recompensaba su esfuerzo. Esa retroalimentación la hizo sonreír, algo que no había ocurrido durante la terapia en meses. Con el tiempo, las sesiones se volvieron más interesantes. Comenzó a esperar con entusiasmo su práctica diaria, ansiosa por superar sus puntuaciones anteriores. Lo que antes parecía rehabilitación ahora parecía un juego.

Las semanas se convirtieron en meses y las mejoras de Leah en el mundo real comenzaron a igualar sus logros virtuales. Ahora podía levantar más el brazo, sostener objetos durante más tiempo e incluso realizar tareas simples en la casa. Su terapeuta le explicó que el sistema de VR había estado activando múltiples áreas de su cerebro al mismo tiempo: las áreas motoras, sensoriales y emocionales, todas trabajando juntas para reconstruir conexiones perdidas. La tecnología no había hecho magia; simplemente había aprovechado la capacidad natural de su cerebro para adaptarse.

Animada por su éxito, Leah comenzó a utilizar otras herramientas digitales para continuar su progreso. Descargó una aplicación de atención plena que la guiaba a través de ejercicios diarios de respiración y un juego de entrenamiento de memoria que mantenía su mente activa. Cada tecnología se convirtió en parte de su rutina de recuperación. Comenzó a ver su teléfono, su tableta y su visor de VR no como distracciones, sino como aliados en su sanación. Su hogar, que antes estaba lleno de frustración, ahora se llenaba con los sonidos del progreso.

Meses después, su terapeuta la invitó a participar en una sesión grupal donde los pacientes utilizaban interfaces cerebro-computadora para controlar objetos digitales con sus pensamientos. La primera vez que Leah movió un pequeño cursor en la pantalla utilizando solo su concentración, lloró. La experiencia le recordó lo lejos que había llegado: desde luchar por levantar la mano hasta controlar una computadora con su mente. La tecnología le había mostrado el potencial ilimitado del cerebro humano.

Al mirar atrás, Leah comprendió que la tecnología no había reemplazado su esfuerzo; lo había amplificado. Las pantallas, los sensores y las simulaciones eran herramientas, pero la verdadera transformación había ocurrido dentro de ella. Su determinación para sanar, combinada con la capacidad de la tecnología para guiar la plasticidad de su cerebro, cambió su vida. Cuando años después habló en una conferencia de rehabilitación, dijo: "Las máquinas no me curaron. Me ayudaron a recordar que mi cerebro podía hacerlo." Su historia se convirtió en un testimonio de la colaboración entre la voluntad humana y la innovación tecnológica en el camino de la neuroplasticidad.

Capítulo 9: Barreras para la neuroplasticidad

Aunque la neuroplasticidad le da al cerebro una extraordinaria capacidad para adaptarse, ciertos factores pueden ralentizar, limitar o incluso revertir este proceso. Comprender estas barreras es esencial para crear condiciones que favorezcan la sanación y el crecimiento. Los obstáculos más comunes para la neuroplasticidad incluyen el estrés crónico, la falta de sueño, la mala alimentación, el malestar emocional, la inactividad y los patrones de pensamiento negativos. Cada uno de estos factores puede alterar la química del cerebro y reducir su capacidad para formar y fortalecer nuevas conexiones. Reconocer y manejar estas barreras es el primer paso para mantener un cerebro capaz de renovarse continuamente.

El estrés es uno de los inhibidores más importantes de la neuroplasticidad. Cuando el cerebro percibe peligro —ya sea por amenazas reales o por preocupación constante— libera cortisol y adrenalina. Estas hormonas preparan al cuerpo para la acción, pero pueden ser perjudiciales cuando se mantienen durante largos periodos. El estrés crónico inunda el cerebro con cortisol, lo que perjudica al hipocampo, una región crucial para la memoria y el aprendizaje. También reduce los niveles del factor neurotrófico derivado del cerebro (BDNF), una proteína que favorece el crecimiento de nuevas neuronas. Sin niveles adecuados de BDNF, la capacidad del cerebro para adaptarse y reorganizarse se ralentiza considerablemente.

La falta de sueño tiene un efecto igualmente perjudicial. Durante el sueño, el cerebro consolida recuerdos, elimina desechos y repara las conexiones neuronales. Dormir poco interrumpe estos procesos, debilitando las vías existentes e impidiendo la formación de nuevas. Las personas que duermen constantemente menos de seis horas por noche suelen experimentar menor concentración, inestabilidad emocional y una capacidad reducida de aprendizaje. El sueño no es un estado pasivo; es uno de los momentos más activos de renovación del cerebro, esencial para mantener la salud de la neuroplasticidad.

La nutrición también desempeña un papel fundamental. El cerebro depende de nutrientes específicos —ácidos grasos omega-3, antioxidantes, aminoácidos y vitaminas— para funcionar de manera óptima. Las dietas ricas en alimentos procesados, azúcares y grasas poco saludables pueden provocar inflamación que interfiere con la comunicación neuronal. Por el contrario, las dietas ricas en frutas, verduras, granos integrales y proteínas magras proporcionan los elementos necesarios para formar neurotransmisores y mielina, que protege las vías neuronales. La frase "eres lo que comes" se aplica profundamente al funcionamiento del cerebro. Una dieta pobre en nutrientes priva al cerebro de los materiales que necesita para reorganizarse de manera eficaz.

La inactividad y el aislamiento crean otro conjunto de barreras. El ejercicio físico aumenta el oxígeno y el flujo sanguíneo hacia el cerebro, estimulando la liberación de factores de crecimiento que fomentan la reparación neuronal. Los estilos de vida sedentarios reducen estos beneficios, mientras que el aislamiento priva al cerebro de estimulación social y emocional. La conexión humana es un motor clave de la neuroplasticidad porque activa regiones relacionadas con la empatía, el lenguaje y la resolución de problemas. Sin interacción física y social regular, el cerebro se vuelve menos flexible y el deterioro cognitivo puede acelerarse.

Finalmente, la mentalidad desempeña un papel decisivo. El diálogo interno negativo y las creencias rígidas —como "no puedo cambiar" o "soy demasiado mayor para aprender"— pueden debilitar la motivación y evitar el esfuerzo constante, bloqueando de hecho el proceso de reorganización cerebral. El cerebro responde a las expectativas: cuando creemos que la mejora es posible, el cuerpo libera sustancias químicas que apoyan el aprendizaje y el crecimiento. Cuando nos rendimos, esos mismos sistemas se apagan. Superar las barreras a la neuroplasticidad requiere más que ciencia; requiere confianza en la capacidad del cerebro para cambiar. La mente debe guiar al cuerpo hacia la sanación.

La voluntad de cambio de Henry

Después de su accidente cerebrovascular, Henry estaba decidido a recuperar su independencia. Pero semanas de terapia lo dejaron desanimado. Su progreso era lento y su frustración crecía cada día. Apenas dormía, repasando sus fracasos en su mente. Su alimentación se había deteriorado hasta convertirse en comida rápida y café, y evitaba a los amigos que querían visitarlo. Sin darse cuenta, cada uno de estos hábitos estaba trabajando silenciosamente en contra de la capacidad de su cerebro para sanar.

Una tarde, su terapeuta notó que la motivación de Henry había disminuido. En lugar de obligarlo a hacer otro ejercicio, se sentó y le preguntó sobre su vida fuera de la terapia. Mientras él describía sus noches sin dormir, su ansiedad constante y su soledad, ella le explicó que esos factores eran barreras poderosas para la neuroplasticidad. "Tu cerebro está intentando reorganizarse", le dijo, "pero el estrés y el agotamiento son como ruido en el sistema. Necesitamos reducir ese ruido para que tu cerebro pueda concentrarse en sanar." Sus palabras lo impactaron profundamente. Por primera vez comprendió que la recuperación no se trataba solo de movimiento físico, sino de crear las condiciones adecuadas para que su cerebro creciera.

Con la ayuda de su terapeuta, Henry comenzó a reconstruir su rutina diaria. Empezó a acostarse a una hora constante, reemplazando la preocupación nocturna con música tranquila y ejercicios de respiración. Su terapeuta lo animó a caminar distancias cortas cada mañana, aunque fuera solo hasta el final de la cuadra. El movimiento le brindó aire fresco, luz solar y una sensación de logro. También comenzó a preparar comidas más saludables con la ayuda de un vecino que lo visitaba cada semana. Estos pequeños cambios empezaron a transformar su mentalidad.

A medida que pasaban las semanas, Henry notó mejoras sutiles. Su concentración se agudizó y comenzó a sentirse más optimista. Volvió a conectarse con viejos amigos y sus visitas llenaron su casa de risas. Cada conversación se convirtió en un ejercicio tanto de comunicación como de sanación emocional. El estrés que antes nublaba su mente empezó a desaparecer, permitiendo que sus sesiones de terapia fueran más productivas. Comprendió que al reducir las barreras a su alrededor, había dado a su cerebro el espacio que necesitaba para reorganizarse.

Meses después, el médico de Henry le mostró una nueva imagen de su cerebro. La actividad había aumentado en regiones que habían estado inactivas después del accidente cerebrovascular. Su recuperación ya no estaba estancada; se estaba acelerando. Sintió una ola de gratitud y orgullo. El hombre que antes creía estar atrapado se había convertido en un ejemplo de lo que es posible cuando se eliminan las barreras. Su cerebro había respondido a sus esfuerzos con una nueva fortaleza.

Al mirar atrás, Henry comprendió que su mayor obstáculo no había sido el accidente cerebrovascular en sí, sino el estrés, el miedo y los hábitos que lo siguieron. Al abordar esas barreras, liberó la capacidad natural de su cerebro para sanar. Comenzó a hablar con otros pacientes en terapia grupal, diciéndoles: “No puedes hacer crecer un árbol en medio de una tormenta. Primero calma el viento; luego las raíces podrán afianzarse.” Su historia se convirtió en una lección de paciencia y de la importancia de cuidar el entorno donde la neuroplasticidad puede florecer.

Capítulo 10: Construyendo un cerebro para toda la vida

La ciencia de la neuroplasticidad revela una verdad esencial: el cerebro es un sistema vivo que se remodela continuamente en respuesta a cómo lo utilizamos. Cada pensamiento, acción y emoción fortalece o debilita las conexiones neuronales. Para construir un cerebro para toda la vida —uno que permanezca agudo, adaptable y resiliente— debemos cultivar conscientemente hábitos que promuevan el crecimiento. Esto implica cuidar la salud física, mantener el compromiso mental, equilibrar las emociones y fortalecer las conexiones sociales. Un cerebro adaptable a lo largo de la vida no es un regalo de la genética; es el resultado de una vida intencional.

El movimiento físico es una de las formas más poderosas de mantener la neuroplasticidad. El ejercicio aumenta el oxígeno y el flujo sanguíneo hacia el cerebro, estimula la liberación de factores de crecimiento como el BDNF y favorece la formación de nuevas neuronas. Las actividades que combinan movimiento con coordinación —como bailar, nadar, practicar yoga o artes marciales— son especialmente eficaces porque activan múltiples áreas del cerebro al mismo tiempo. Estas actividades desafían la memoria, el equilibrio y la concentración mientras promueven la salud física, creando un ciclo positivo que fortalece tanto el cuerpo como la mente.

La estimulación mental es igualmente importante. El cerebro prospera con la novedad y el desafío. Aprender nuevas habilidades, leer material complejo, resolver rompecabezas o explorar actividades creativas mantiene activas y en crecimiento las redes neuronales. La rutina y la previsibilidad, aunque cómodas, pueden conducir al estancamiento mental. Al exponer el cerebro a nuevas experiencias, fomentamos la creación de nuevas conexiones y prevenimos el deterioro cognitivo. Un cerebro que continúa aprendiendo es un cerebro que continúa creciendo.

La salud emocional también desempeña un papel central en el mantenimiento de la neuroplasticidad a lo largo de la vida. La negatividad crónica y el estrés pueden debilitar la adaptabilidad del cerebro, mientras que las emociones positivas la fortalecen. Prácticas como la gratitud, la atención plena y la respiración profunda ayudan a calmar el sistema nervioso y a regular la liberación de neurotransmisores. Esta estabilidad emocional favorece la concentración, la motivación y el aprendizaje a largo plazo. Un estado emocional equilibrado es como un suelo fértil: las raíces del cerebro crecen más fuertes cuando el entorno es tranquilo y favorable.

La interacción social también alimenta el crecimiento cerebral. Las conversaciones, el trabajo en equipo y la empatía activan múltiples sistemas neuronales al mismo tiempo, incluidos aquellos relacionados con el lenguaje, la memoria y la regulación emocional. Las relaciones sólidas brindan seguridad emocional y estimulación mental, lo que refuerza las vías neuronales saludables. El aislamiento, por el contrario, priva al cerebro de la variedad y la retroalimentación que necesita para prosperar. Mantenerse conectado —con la familia, los amigos o la comunidad— ayuda al cerebro a permanecer flexible y comprometido.

El elemento más importante de la neuroplasticidad a lo largo de la vida es el propósito. Las personas que persiguen metas que tienen significado para ellas —ya sean personales, creativas o humanitarias— tienden a mantenerse mentalmente agudas y emocionalmente satisfechas. El propósito mantiene al cerebro comprometido al combinar motivación, significado y perseverancia. Transforma el esfuerzo en crecimiento. Construir un cerebro para toda la vida significa elegir hábitos diarios que alimenten la curiosidad, el movimiento, la conexión y la alegría. El objetivo no es la perfección, sino el progreso: un compromiso constante con el desarrollo del potencial ilimitado de la mente.

Ahora hablemos de David

Cuando David se jubiló a los sesenta y cinco años, imaginó que finalmente podría descansar después de décadas de largas jornadas y plazos constantes. Pero al cabo de un año comenzó a sentirse inquieto y desconectado. Sus días se mezclaban entre sí, llenos de televisión y recados rutinarios. Notó que su memoria estaba fallando: nombres, citas e incluso rutas familiares por la ciudad. Una tarde, mientras buscaba las llaves del coche por tercera vez ese día, se dio cuenta de que el descanso se había convertido en estancamiento. Decidió que era momento de volver a desafiar a su cerebro.

Comenzó con algo pequeño, inscribiéndose en una clase de fotografía en un centro comunitario local. Las primeras lecciones fueron frustrantes. Los términos técnicos lo confundían y los botones de la cámara se sentían extraños bajo sus dedos. Sin embargo, el desafío despertó algo dentro de él. Cada clase requería concentración, paciencia y creatividad. A medida que practicaba, comenzó a notar mejoras, no solo en sus fotografías, sino también en su claridad mental. Recordar configuraciones, encuadrar imágenes y editar fotos obligaba a su cerebro a formar nuevas vías. Se sentía más alerta, más presente y más vivo.

Animado por su progreso, David añadió caminatas matutinas a su rutina. Empezó a explorar nuevos senderos, a menudo llevando su cámara para capturar la luz temprana filtrándose entre los árboles. La combinación de actividad física y enfoque creativo lo hacía sentirse más fuerte y más tranquilo. Aprendió que el movimiento y la atención plena podían trabajar juntos, reforzando tanto el cuerpo como el cerebro. Su médico notó mejoras en su estado de ánimo, energía y rendimiento cognitivo. David no solo había cambiado su rutina; había cambiado su biología.

Su vida social también creció. En el centro de fotografía hizo nuevos amigos que compartían su entusiasmo por aprender. Organizaron salidas de fin de semana para practicar sus habilidades, intercambiando ideas y risas. Estas conexiones aportaron calidez y significado a su vida. Comenzó a esperar con entusiasmo las conversaciones, las discusiones sobre arte y la emoción de ver algo hermoso a través de los ojos de otra persona. La alegría de la comunidad reactivó circuitos emocionales y cognitivos que habían estado dormidos durante años.

Meses después, David comenzó a ofrecerse como voluntario en un programa juvenil local, enseñando fotografía a adolescentes. Compartir sus habilidades reavivó su sentido de propósito. Ver a sus estudiantes aprender y crecer le recordaba su propio progreso. Su cerebro permanecía activo mientras adaptaba sus métodos de enseñanza, recordaba nombres y guiaba el proceso creativo de cada estudiante. El sentido de contribución y propósito le brindó una satisfacción que la jubilación por sí sola nunca le había dado.

Al mirar atrás, David se dio cuenta de que había construido algo más que un pasatiempo: había construido un cerebro para toda la vida. A través del movimiento, el aprendizaje, la conexión y el propósito, su mente se había vuelto más aguda y resiliente que en años anteriores. Había aprendido que la neuroplasticidad no desaparece con la edad; responde a la forma en que vivimos. A menudo les decía a sus estudiantes: "Sigan desafiando su mente y compartiendo lo que aprenden. Así es como nos mantenemos jóvenes, por dentro y por fuera." Su historia se convirtió en un recordatorio duradero de que la capacidad del cerebro para adaptarse es una invitación permanente a crecer.

Epílogo: El cerebro vivo

El cerebro humano a menudo se describe como un universo contenido dentro de sí mismo: una galaxia de miles de millones de neuronas, cada una pulsando con el potencial de cambio. A través de la ciencia de la neuroplasticidad, ahora entendemos que este universo no es estático, sino vivo, dinámico y en constante transformación. Cada experiencia, cada pensamiento y cada acto de aprendizaje remodela su paisaje. La historia del cerebro es, por lo tanto, la historia de la evolución ocurriendo dentro de cada uno de nosotros, momento a momento.

Los descubrimientos explorados a lo largo de este libro demuestran algo extraordinario: la transformación es posible en cualquier etapa de la vida. El cerebro no se retira del crecimiento. Escucha, responde y se adapta a la forma en que vivimos, pensamos y sentimos. Esto no es solo una verdad científica, sino también humana. Significa que la sanación después de una lesión, el aprendizaje después del fracaso y la renovación después de la pérdida están integrados en nuestra propia biología. Estamos diseñados para la resiliencia. La neuroplasticidad no es un fenómeno raro; es nuestro estado natural.

Comprender verdaderamente la neuroplasticidad es reconocer que cada decisión que tomamos es un acto de moldear la mente. Cuando practicamos la paciencia, fortalecemos las vías de la calma. Cuando cultivamos la curiosidad, reforzamos los circuitos del descubrimiento. Cuando perdonamos, nos conectamos y amamos, profundizamos las redes que sostienen la empatía y la alegría. El cerebro no distingue entre práctica física y emocional; registra ambas como experiencia. Cada pensamiento se convierte en arquitectura, cada emoción en una pincelada en el mural de quienes estamos llegando a ser.

Pero este conocimiento también implica responsabilidad. La neuroplasticidad significa que no podemos permanecer como observadores pasivos de nuestras propias mentes. Los patrones que repetimos —nuestros hábitos, nuestras reacciones y nuestras creencias— determinan la forma futura de nuestro cerebro. Cuando nos enfocamos en el miedo o la duda, esas vías se fortalecen. Cuando cultivamos optimismo, gratitud y propósito, esas raíces crecen. Cada momento ofrece una oportunidad para redirigir el flujo del pensamiento, para elegir qué circuitos fortalecer y cuáles permitir que se desvanezcan. El escultor del cerebro no es el tiempo, sino la intención.

Las historias de este libro han demostrado que incluso frente al trauma o al deterioro, el cerebro sigue siendo capaz de una renovación sorprendente. Un sobreviviente de un accidente cerebrovascular vuelve a aprender a pintar; un niño con dificultades de aprendizaje encuentra su voz; una persona mayor descubre una nueva alegría a través del arte. Estos no son milagros, son expresiones naturales de un sistema diseñado para adaptarse. Los mismos procesos que nos permiten recuperarnos de la pérdida también nos permiten evolucionar hacia versiones más sabias y compasivas de nosotros mismos. La neuroplasticidad nos da la libertad de redefinir lo que es posible.

El futuro de la neurociencia continúa desarrollándose, y con él surge una nueva visión para la humanidad. A medida que la tecnología se fusiona con la biología, la educación evoluciona y la medicina se vuelve más personalizada, estamos aprendiendo a guiar deliberadamente la neuroplasticidad. Sin embargo, el descubrimiento más grande sigue siendo atemporal: la herramienta más poderosa para moldear el cerebro sigue siendo el espíritu humano. La curiosidad, el coraje y la conexión son los verdaderos motores de la transformación. Cuando se combinan con el conocimiento, forman un puente entre la ciencia y el alma.

Construir un cerebro mejor es construir una vida mejor y, en última instancia, un mundo mejor. Nuestra capacidad de adaptarnos no se limita a las neuronas; también se extiende a cómo tratamos a los demás, cómo respondemos a los desafíos y cómo imaginamos el futuro. La flexibilidad del cerebro refleja la resiliencia del corazón humano. Cada vez que elegimos el crecimiento en lugar del miedo, la compasión en lugar de la indiferencia y el esfuerzo en lugar de la rendición, participamos en el milagro de renovación que la neurociencia apenas comienza a describir.

Al final, la neuroplasticidad nos enseña que el cerebro nunca está terminado: siempre está escribiendo, reconstruyendo y aprendiendo. Ya sea que estemos sanando de una lesión, dominando nuevas habilidades o buscando significado, nuestras mentes permanecen como sistemas abiertos, capaces de una transformación infinita. El viaje continúa, moldeado por cada acción, emoción y decisión que tomamos. El cerebro con el que despiertes mañana no será exactamente el mismo que tienes hoy. Y esa verdad, quizá más que cualquier otra, es lo que hace que ser humano sea tan extraordinario.

www.ingramcontent.com/pod-product-compliance
Lightning Source LLC
LaVergne TN
LVHW010102061026
849532LV00008BA/2936
* 9 7 9 8 2 9 5 7 2 8 0 2 0 *